序文

JN106836

　看護理工学会は、人々の健康・疾病に関する療養生活の支援を目的として、患者と直接長時間密に接する看護の視点を重視した研究と新たな技術開発を行う学問領域の構築とその発展を目的として、2013年10月に設立されました。学会の目的を達成するために、真田弘美・前理事長が学術委員会の中に「看護行動や看護機器の標準化ワーキンググループ」を立ち上げられ、3つのサブグループが2017年から活動を始めました。

　本ベストプラクティスは、上述したサブグループの一つであった「末梢静脈カテーテル留置の看護技術開発」の成果を普及するための媒体として刊行されました。末梢静脈カテーテル留置技術は、看護技術の中でも対象者への侵襲を伴う技術であり、かつ病院、診療所、施設、在宅などあらゆる療養の場で行われる技術でもあります。その診療目的が完遂できるよう、安全に確実に行う必要があり、常に実施する看護師に緊張感をもたらす技術でした。これまで看護師は経験を積むことで、その技を体得してきたように思います。しかし、今後その在り方を変えることができるようになりました。

　本書では、視診・触診を用いた従来のカテーテル留置方法により留置されたカテーテルの点滴トラブルの実態調査からその発生要因を明らかにし、さらにその発生を予防する具体的な要件を抽出し、要件を満たすための超音波検査装置（エコー）を用いた末梢静脈カテーテル留置技術開発に至るプロセスの詳細が記載されています。ご覧いただければきっとこの新しい技術に対する期待と関心、そして自分もやってみたいという意欲が沸いてくることと思います。さらに、テーマであるエコーを用いた末梢静脈カテーテル留置技術を学びたい方だけでなく、看護理工学という学問領域への理解を深めたい方にとっても、具体的な研究例をとおして学ぶことができる内容となっています。

　最後になりますが、臨床調査、技術開発、技術効果検証、教育方法の開発と評価、そしてベストプラクティスの刊行に至るすべての過程において、忍耐強くワーキンググループを先導されてこられた村山陵子理事をはじめ、メンバーの皆様のご尽力に深謝いたします。また、このベストプラクティスのエビデンスとなった研究に携わっていただいた研究者の皆様、研究にご協力いただいた看護職の皆様、ならびに患者様に心から御礼を申し上げます。本ベストプラクティスが、臨床看護ならびに看護教育の現場に実装、普及され、地域包括ケアにおいて安全・安心の医療が提供される一助となることを願ってやみません。

2022年2月

看護理工学会 理事長

須釜　淳子

看護理工学会 学術委員会

「末梢静脈カテーテル留置の看護技術開発」プロジェクト
ワーキンググループ

グループリーダー

村山　陵子　東京大学大学院医学系研究科 社会連携講座 アドバンストナーシングテクノロジー

グループメンバー（五十音順）

阿部　麻里　東京大学大学院医学系研究科 社会連携講座 アドバンストナーシングテクノロジー

木村　　剛　札幌白石記念病院 血液浄化センター

多久和 善子　昭和大学 認定看護師教育センター

塚本　容子　北海道医療大学看護福祉学部 看護学科

苗村　　潔　東京工科大学医療保健学部 臨床工学科

中島　　勧　埼玉医科大学医学部 医療安全管理学

花房　規男　東京女子医科大学 腎臓総合医療センター血液浄化療法科

樋之津 淳子　札幌市立大学看護学部

松井　優子　公立小松大学保健医療学部 看護学科

四谷　淳子　福井大学学術研究院医学系部門 看護科学領域コミュニティ看護学

目次

装丁：関原直子　　本文DTP：明昌堂

はじめに

　点滴トラブルという言葉から想像されるものは何であろうか。静脈カテーテルを留置したことがある看護師であれば、血管内に留置されているかを確認するためにクレンメを緩めた際に、点滴の落ちが悪く、血管の周囲が腫れて患者が痛がるのを見た経験があるだろう。それが留置直後であれば、輸液が血管外に漏れていると考えて抜去し、再度カテーテルを留置するのが通常である。しかし、留置直後でなく数日後に、カテーテルは正しく留置されていたにもかかわらず、刺入部周囲の痛みと腫れという点滴が漏れたときと同様な症状が発生する場合があることも経験しているはずである。このような場合は、血管炎が起きたのか点滴が漏れたのか、または他に原因があるのか、十分に検討されることなく、カテーテル抜去・必要があれば再確保という流れになる場合が多いはずである。

　静脈留置針の国内使用数量は年間約１億4000万本[*1]と推計されていることから、静脈カテーテル留置の手技は、ほぼ同数行われていると考えられる。患者に痛みを与える手技がこれだけ多く行われることから、留置カテーテルの穿刺に伴う痛みの軽減や、針刺しによる事故防止のための製品の改良は、医療機器メーカーにより日々行われてきた。他方、穿刺そのものを行う医療界で、点滴トラブルの原因や予防策はどの程度検討されてきたのだろうか。日常的に行われる看護行為において、患者に痛みや不快感を与える機会があれば、その原因を考えて再発予防を考えるべきであり、通常はそうされているはずである。しかし、点滴トラブルについては、慎重な原因分析や再発防止の検討が行われることは少なく、仮に考えるとしても流れの良い太い血管を確保するという程度であり、それ以外にカテーテル留置の機会を減らすヘパリンロックなどの工夫がされている程度である。点滴トラブル自体は、古くから日常的に発生し、ルーチンワークとして対処されてきており、起こること自体やむを得ないと考えられているかのようにも見える。

　静脈ラインの確保を安全かつ確実に行い、また点滴トラブルの際の原因検索をするためには、カテーテルを留置する血管の構造、特に内腔の情報を、留置の際にリアルタイムに得る必要がある。そのために利用可能な機器として超音波エコー（以下、エコー）が挙げられる。エコーは放射線を用いるX線やCTと異なり、超音波を用いて３次元構造を描出する装置であり、放射線被曝の危険性がないことから、医師のみならず使用法に習熟してさえいれば、看護師をはじめとした幅広い医療職が用いることができる。しかしこれまでエコーは、主として急性期医療の現場で、心臓や腹腔内・骨盤腔内の臓器の観察や治療を専門とする医師や、その画像取得を専門的に行う臨床検査技師によって使用されてきた。仮に静脈留置カテーテルの穿刺に役立ちそうだということがわかったとしても、一般の医師にとってさえ難しいと思われているエコーを看護師が用いることは、大変敷居の高い話である。

　当ワーキンググループでは、看護理工学会学術集会でワークショップを開催し、エコーの使用経験のない看護師に上肢の血管を描出してもらったが、多くの場合、短時間で描出できることを経験した。この経験から、血管確保に難渋している看護師が、ちょっと勇気を出してエコーを用

いることで点滴トラブルが減少するのなら、点滴トラブルで痛みを感じる患者にとっても、留置すべき血管が見つけられず難渋している看護師にも、大変な福音になるに違いないと確信している。

このベストプラクティスを手に取られた看護師には、ぜひ最後まで目を通して、点滴トラブル予防のための静脈カテーテル留置の進歩を自ら体験してみる一歩を踏み出してほしい。

＊1　メディキット株式会社2021年度決算説明会資料

本書に使用される主な略語一覧

CVC	Central venous catheter	中心静脈アクセスデバイス
DIVA	Difficult intravenous vascular access	血管確保困難症例
LPC	Long peripheral intravenous catheter	ロングタイプのPIVC
MC	Midline catheter	ミッドラインカテーテル
PICC	Peripherally inserted central catheter	末梢挿入式中心静脈カテーテル
PIVC	Peripheral intravenous catheter	末梢静脈留置カテーテル
SPC	Short peripheral intravenous catheter	ショートタイプのPIVC
VAD	Vascular access device	血管アクセス器材

第 1 章

点滴トラブル予防のためのベストプラクティス

① 点滴トラブルとは

　まず、本書で用いる「点滴トラブル」という現象と用語について説明する。

　点滴による治療を行うためには、静脈路を確保するための血管アクセス器材（vascular access device：VAD）を用いる。いずれかのVADを静脈に留置し、使用を開始、つまり点滴を開始したにもかかわらず、留置した部位が、徐々に、あるいは急激に腫脹する、周囲皮膚に発赤、もしくは血管走行に沿って発赤が観察される、疼痛がある、点滴の薬液が血管内に入っていかない（閉塞）などの症状や徴候によって、治療が続行できず、最終的にはVADを抜去せざるを得ないこと——それを「点滴トラブル」と操作的に定義し、本書では用いる。輸液ラインを自身で故意に抜いてしまう自己抜去や、何らかの事故によりカテーテルが抜去されてしまった場合は含まない。

② VADの選択と使用基準

　VAD選択は治療方針によって決められるが、まず感染予防の観点から、CDCガイドライン（2011）のVAD使用基準がある。留置期間については、「静脈投与期間が6日を超えると想定される場合は、ショートタイプの末梢静脈カテーテル（short peripheral intravenous catheter：SPC）のかわりにミッドラインカテーテル（midline catheter：MC）、または末梢挿入式中心静脈カテーテル（peripherally inserted central catheter：PICC）を使用すること」とされている。近年、海外では、留置期間についての推奨基準は確定されていないが、ロングタイプの末梢静脈カテーテル（long peripheral intravenous catheter：LPC）も使用されている。

　また、挿入部位としては「成人では、上肢をカテーテル挿入部位とし、下肢にカテーテルが挿入されている場合は、可能な限り早期に上肢に留置し直すこと」、そして抜去のタイミングでは「静脈炎（熱感、圧痛、紅斑、触診可能な索状静脈等）、感染、カテーテルの機能不全のいずれかの徴候を認めた場合は、末梢静脈カテーテルを抜去すること」とされている。

　さらに、投与薬剤についてVAD選択に関連することでは、「血管外に滲出した場合、組織壊死につながる可能性のある輸液製剤または薬剤を投与する際には、金属針を使用しないこと」とされる。また、カテーテル先端が末梢静脈ではなく、中心静脈まで到達していれば、薬液が血管内に投与された際、血液による迅速な希釈が期待される。薬剤の作用による血管内皮細胞の損傷を予防できることにもつながる。したがって本邦では、「壊死性薬剤の持続投与、pH5未満、また

は9以上の溶液投与、浸透圧比が生理食塩水を1とした場合に2.1以上の溶液投与、血管収縮や細胞侵襲リスクのある薬剤投与」には、末梢静脈カテーテル（peripheral intravenous catheter：PIVC）は適さない。それらの薬剤投与の場合は中心静脈アクセスデバイス（central venous catheter：CVC）の使用が推奨されている。

　ところが、これらのVADの選択基準や使用基準に従っても、点滴トラブルは起こっている。

③ 本ベストプラクティスのねらい

　ガイドラインに準じて実施しているにもかかわらず、臨床現場での点滴トラブルが起こっている実態は、本邦のみならず海外でも報告されている（第5章参照）。つまり、ガイドラインで推奨されているVADの選択、使用基準のみでは点滴トラブルをゼロにすることはできない。そこで、さらにどのような知識・技術を学び、身につける必要があるかを整理し、紹介することを本書の目的とした。現在の医療従事者、あるいは将来医療従事者になる者に必要な、末梢静脈カテーテル留置に関する、基本的知識・技術の内容を詳述する。また、成人を対象とした点滴トラブル予防を目指した、臨床実践に役立つ科学的根拠のある看護技術を紹介する。

　このベストプラクティスの使用対象者は、基礎看護学技術を学ぶ看護学生、実際に患者に対し末梢静脈カテーテル留置を行う医療従事者を想定している。なお、現時点で本邦では、医療機器承認を受けたPIVCはSPCのみであるため、以降「末梢静脈カテーテル」と述べるのはすべてSPCのことである。

参考文献
1．矢野邦夫監修：血管内留置カテーテル由来感染予防のためのCDCガイドライン2011　https://www.info-cdcwatch.jp/views/pdf/CDC_guideline2011.pdf, 最終閲覧日2022/2/16
2．Gorski LA, Hadaway L, Hagle ME, et al：Infusion therapy standards of practice. 8th edition. Infusion nursing society. J Infus Nurs, 44（1S Suppl 1）：S1-S224, 2021.
3．日本VADコンソーシアム編：輸液カテーテル管理の実践基準 輸液治療の穿刺部位・デバイス選択とカテーテル管理ガイドライン，南山堂，東京，2016

第2章 末梢静脈カテーテル留置および留置技術の概要

本章では、基本的な前提となる知識、および技術について整理する。

1 輸液療法、末梢静脈カテーテル留置とは

■**輸液療法の目的**：血管内へ水分、電解質、栄養、微量元素、薬物の投与を直接行うことによって、血管内容量を保ち、血圧、尿量、臓器血流量を維持する以外に、間質を通して標的細胞内へ必要物質を供給することにより、ホメオスタシスの維持のみならず障害された臓器の機能回復を補助すること。

■**末梢静脈穿刺・カテーテル留置の目的**：末梢静脈に輸液、輸血および薬剤投与のための経路を確保すること。

■**末梢静脈穿刺・カテーテル留置の適応**：末梢静脈からの輸液、輸血および薬剤投与が必要な場合。

■**医療行為としての位置付け**：末梢静脈カテーテル留置技術は医師の指示のもとに看護師が行うことのできる診療の補助業務である（第3章参照）。また、血液浄化施行時のシャントの穿刺については臨床工学技士も、さらに緊急時は医師や看護師が対応できるよう体制を整備した上で、診療放射線技師も実施できる業務である。

2 末梢静脈カテーテルの特徴と選択

1）特徴

　留置カテーテルの穿刺に伴う痛みの軽減のための穿刺針や、針刺しによる事故防止、血液曝露による感染予防のための機能の搭載など、製品の改良は医療機器メーカーによりさまざまに行われている。**図1**と**表1**に特徴の概略を整理した。

2）選択基準

　末梢静脈カテーテルの選択基準を明確に示すものはないが、状況によっては選択の基準がある。状況とは急速輸液が必要な場合である。末梢静脈カテーテルはゲージ（gauge：G）数が小さいほどカテーテル径が大きく、流量も多くなる（代表値例：カテーテル長34mmの場合、22Gで32mL/min、20Gで58mL/min、18Gで106mL/min）。よって急速輸液が必要なショック状態

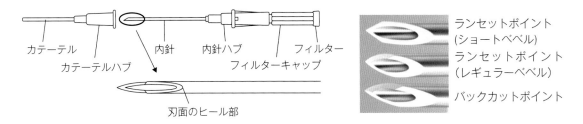

ランセットポイント
（ショートベベル）

ランセットポイント
（レギュラーベベル）

バックカットポイント

図1　カテーテルの構造と名称、針先の傾斜の研磨法例

サーフロー®留置針（テルモ株式会社）添付文書より引用
https://www.terumo.co.jp/medical/equipment/md/upload_files/SR_15500BZZ01257_501_02.pdf（2022年1月23日）

表1　末梢静脈カテーテルの特徴

特徴	内容
素材（外針）	ポリウレタン樹脂、フッ素樹脂
サイズ（カテーテルゲージ：G）	14G（太：外径2.1mm）〜24G（細：外径0.7mm）
サイズ（有効長）	15〜60mm
機能	・血管確保のサインが見えるOKフラッシュ機能 ・セーフティ機能（針先保護） ・針刺し防止機構付き（一体型） ・止血弁（複数回機能するものもある） ・固定しやすいよう羽（セーフウイング®）がついているもの（マイクロムーブメントを低減） ・X線造影が可能なラジオペークストライプ
その他	・カテーテルと針部の段差に配慮し、カテーテル先端形状を変更 ・針先の傾斜の研磨法（ランセットまたはバックカット加工）により穿刺抵抗が低く穿刺痛を低減（図1右写真） ・ランセット加工は針の前面の傾斜のみ研磨、バックカットは前面の傾斜の研磨に加え後面をV字に研磨しランセットよりも鋭く尖る

表1 参考資料
1．鈴木利保：麻酔科医がもっておくべき針の知識. 日臨麻会誌, 26（1）：1, 2006
2．テルモ株式会社　https://www.terumo.co.jp/medical/equipment/index.html, 最終閲覧日2021/9/18
3．メディキット株式会社　http://www.medikit.co.jp/product/category.html, 最終閲覧日2021/9/18
4．日本ベクトン・ディッキンソン株式会社　https://www.bd.com/ja-jp/offerings/capabilities/infusion-therapy/iv-catheters, 最終閲覧日2021/9/18
5．株式会社ジェイ・エム・エス　https://medical.jms.cc/products/detail.html?m=ProductsDetail&catid=4&itemid=74, 最終閲覧日2022/2/7
6．ニプロ株式会社　https://med.nipro.co.jp/med_eq_category_list?category=%E6%9C%AB%E6%A2%A2%E8%BC%B8%E6%B6%B2%E3%83%BB%E4%B8%AD%E5%BF%83%E9%9D%99%E8%84%88%E8%BC%B8%E6%B6%B2, 最終閲覧日2022/2/7

の場合には、分時の輸液量が確保できるよう、ゲージ数が小さいものを選択する。

　また、輸血においても留置針のゲージ数を選択する必要がある。24Gの注射針を通して約0.3
mL/秒を超える速度で注入されると赤血球が破壊される溶血が起こりやすくなり、22Gの注射
針を使用すると1.5mL/秒を超えるまでは溶血はほとんどないとされている、と報告されており、
少なくともゲージ数は22G以下を選択する[1]。

引用文献
1．前田平生, 大戸斉, 岡崎仁, 他：輸血学 改訂第4版：654, 中外医学社, 東京, 2018

第3章 看護師のカテーテル留置技術教育の現状

1 看護師の末梢静脈カテーテル留置の背景

ここでは、看護師が末梢静脈カテーテル留置を実施する背景を整理する。

平成14（2002）年の厚生労働省医政局長通知[1]で、静脈注射は保健師助産師看護師法第5条に規定された診療補助業務の範疇として取り扱うものとされた。それまで看護師等による静脈注射の実施については、医療機関により取り扱いはさまざまであったが、この通知により明確に診療の補助業務と位置づけられた。これを受けて日本看護協会は、平成15（2003）年に「静脈注射の実施に関する指針」を発行している[2]。

加えて平成19（2007）年、「医師及び医療関係職と事務職員等との間等での役割の推進」[3]において、医療の専門職種が専門性を必要とする業務に専念するよう適切な役割分担がされるべきとの方針が示された。そこには、静脈注射だけでなく留置針による静脈路確保も診療の補助の範疇に属するものとして取り扱うことが可能とされ、看護職員を対象とした研修を実施するとともに、施設内基準や看護手順の作成・見直しを行うことが記された。

2 看護基礎教育における位置づけ

厚生労働省看護基礎教育検討会報告書（令和元年（2019）10月15日)[4]の看護師教育の技術項目と卒業時の到達度において、静脈路確保は、演習ではⅡ（モデル人形もしくは学生間で指導の下で実施できる）、実習ではⅢ（実施困難な場合は見学する）と示されている。

留置針による点滴静脈内注射技術においては、①効果的に点滴を施行できる末梢静脈血管の選択、②静脈留置針の内針、外筒の巧みな操作、③外筒の挿入と内針抜去のタイミングに合わせたカテーテルハブと輸液チューブの接続、さらに、④確実な固定方法、など一連の巧みな技術が求められる。しかし、このような技術は、リスク管理の点からも臨地実習で実践して身につけることは難しい状況にある。一般的に看護基礎教育では、講義や標準的な注射手技を撮影したビデオ教材、教員によるデモンストレーション、ロールプレイによる演習や、シミュレーターを用いた手技の反復トレーニングが行われており、技術習得のためにさまざまな教育プログラムを検討し検証されている。

看護学生の点滴静脈内注射に関する危険予測内容の分析では、看護学生は文献等から得られる【静脈内注射に伴う合併症】の項目を危険性として予測する傾向にある。一方、点滴の管理や患者の日常生活行動に着目して危険を予測することが困難であることが考えられたとしており、点

滴中の患者の観察・管理やケア方法についての理解を促す教育方法の検討が必要と報告されている[1,5]。

　また、「看護基礎教育における静脈注射に必要な解剖生理学の教授内容に関する実態調査」では、すべての教授者が静脈注射に関する神経や動脈の位置の解剖学的知識や血管迷走反応などの生理学的知識を理解した上で教授しているわけではないと報告されている[6]。看護基礎教育で習得すべき注射技術を尋ねた調査では、適切なタイミングでの手洗い、清潔な環境の整備、注射部位の消毒、誤薬防止の確認であったことが報告されている[7]。

　これらのことからも、身体侵襲を伴う技術の効果的な教育方法として、安全で正確に実施するために静脈注射に関する解剖生理学的知識、リスクやその対処法に関する具体的な教授が重要である。

　昨今では、熟練看護師の穿刺技術を伝えるために技を可視化し教材化する取り組みがなされている。矢野らは[8]、採血もしくは点滴静脈内注射において、重要な穿刺部位選定の手技に焦点を当て、熟練看護師の実践から可視化された触診技術を導入した新技術教育プログラムを作成し評価した。その結果、従来プログラムでは一部の学生は触診を適切に実践できず、到達度に個人差がみられたが、新プログラムでは全員が適切に到達していたことが評価されたと報告されている。

③ エコーを活用した看護基礎教育の現状

　看護基礎教育では、特に血管の同定が難しい採血演習にエコーが活用されている。血管の太さや深さ、近走する神経の位置などを可視化することで、解剖学的な位置をイメージしやすく、安全かつ適切な部位に穿刺ができる。看護学生の採血演習でエコーを活用した調査では、従来の採血演習方法と比較して、穿刺成功率は96％と同等ではあったものの、「安堵感」「血管の深さをうまく判断できる感覚」「血管に針をうまく刺入できる感覚」の3項目においてエコーを活用したほうが得点が高かったことが報告されている[9]。また、エコーを使用することでの理解度について、【血管の位置や走行の理解】、【血管の太さと深さの理解】が深まり、約9割の学生が「エコーを活用した演習を実施してよかった」と回答し、【看護職への自覚や技術への自信】につながっている[10]。

　穿刺技術以外でのエコーを活用した基礎教育には、高齢者の排尿管理の演習として、膀胱内尿量を計測する排尿障害のアセスメントや排尿誘導への援助、また、脱水のアセスメントなどが実施されている。他にも、ストーマサイトマーキングの腹直筋幅の確認技術や、筋肉注射の際の皮下組織厚の評価技術に学生がエコーを使用することの信頼性が触診よりも高かったことから、エコー活用の有効性が示されている[11,12]。

④ 認定看護師教育における穿刺技術

　認定看護師は、特定の看護分野における熟練した看護技術および知識を有する者である。その中で「がん薬物療法看護」と「がん化学療法看護」は、「静脈注射の実施に関する指針」[2]の看護師による静脈注射の実施範囲のレベル3（医師の指示に基づき、一定以上の臨床経験を有し、かつ、専門の教育を受けた看護師のみが実施することができる）にある抗がん剤等、細胞毒性の強い薬物の静脈注射、点滴静脈注射を主として取り扱う。よって、「がん薬物療法看護」と「がん化学療法看護」の分野の教育には、血管のアセスメント、穿刺技術の項目が含まれている[13]。ただし、エコーを用いた穿刺技術については含んでいない。

　同様に静脈を確保する技術として、「腎不全看護」[14]においては、シャント（バスキュラーアクセス）の穿刺のプログラムが含まれており、シャントエコーの[注1]使用やエコー下穿刺の技術についてはシミュレーターを使用して習得している。

⑤ 末梢静脈カテーテル留置の院内研修

　静脈注射の実施に関する指針では、看護師による静脈注射の実施範囲についての基本的な考え方をレベル1〜4に区分している。この区分と静脈注射を安全に実施するための教育を関連づけ、段階に沿った教育内容となっている。その内容は、単に穿刺技術に関する内容だけではなく、輸液療法にかかわる関係法規や基準、輸液療法に関連する解剖生理学、薬物療法に用いる薬剤の基礎知識、合併症の機序や予防・対症療法、患者への説明など多岐にわたる学習の内容が含まれている。

　新人看護師教育では、「新人看護師看護職員研修ガイドライン改訂版」[15]において、末梢静脈カテーテル留置は1年以内に習得を目指す項目とはされていない。上記の指針と合わせて段階的に技術を習得する研修のプログラムが各医療機関により実施されている。

引用文献
1．看護師等による静脈注射の実施について（医政発第0930002　平成14年9月30日）　https://www.mhlw.go.jp/web/t_doc?dataId=00ta6758&dataType=1&pageNo=1，最終閲覧日2022/2/5
2．公益社団法人日本看護協会：静脈注射の実施に関する指針，研恒社，東京，2003
3．医師および医療関係職と事務職員等との間等での役割分担の推進について（医政発第1228001　平成19年12月28日）https://www.mhlw.go.jp/stf/shingi/2r98520000025aq3-att/2r98520000025axw.pdf，最終閲覧日2022/2/7
4．厚生労働省看護基礎教育検討会報告書（令和元年10月15日）　https://www.mhlw.go.jp/content/10805000/000557411.pdf，最終閲覧日2022/2/7
5．南妙子，岩本真紀，粟納由記子，他：看護学生の点滴静脈内注射に関する危険予測内容の分析．香川大学看護学雑誌，13（1）：75-81，2009
6．山口直己，篠崎惠美子，栗田愛，他：看護基礎教育における静脈注射に必要な解剖・生理学の教授内容に関する実態

注1：シャントエコー
　血液透析治療で使用するシャント（バスキュラーアクセスともいう）とは、十分な血液量を確保できるように動脈と静脈を直接吻合した血管のことである。このシャントをエコーにより描出することで血管の状態を知ることができるだけでなく、血管周囲の神経や筋肉なども抽出することができるため、より安全なシャントの穿刺につながる。さらに、血液透析に必要な血流量の測定も可能であり、効率のよい透析が行えているかどうかの判断にも役立てることができる。

調査. 看護科学研究, 13（2）：22-29, 2015

7．大西幸恵, 山田聡子, 中島佳緒里：看護基礎教育において学生が身に付けておくべき注射技術に関する研究 看護教員と新人看護師研修担当者の認識（第1報）. 日本看護学教育学会誌, 29（3）：57-68, 2020

8．矢野理香, 柾本常子, 杉村直孝：【看護技術の効果的な習得をめざして】熟練看護師のスキルをどのように伝えるか 静脈穿刺の触診技術の指導. 看護教育, 62（7）：624-629, 2021

9．松井希代子, 須釜淳子, 臺美佐子, 他：超音波診断装置を用いた安全な採血のための血管アセスメント教育技法に対する看護学生の態度. 看護実践学会誌, 30（2）：12-20, 2018

10．原明子, 土肥美子, 川北敬美, 他：看護学生における血管可視化装置および血管エコーを用いた静脈血採血演習の評価. 日本シミュレーション医療教育学会雑誌, 8；63-69, 2020

11．紺家千津子, 木下幸子, 松井優子, 他：看護学生のストーマサイトマーキングにおける超音波画像診断装置を用いた腹直筋確認技術の信頼性. 日本創傷・オストミー・失禁管理学会誌, 24（3）；281-288, 2020

12．Matsui Y, Sakai K, Miyanaga A：Validation of subcutaneous thickness by students with no experience in ultrasonography. 看護理工学会誌, 9：162-169, 2021

13．公益社団法人日本看護協会：認定看護師教育基準カリキュラム　がん薬物療法看護　https://nintei.nurse.or.jp/nursing/wp-content/uploads/2021/03/03_ganyakubuturyouhoukango_B_20210315.pdf, 最終閲覧日2022/2/7

14．公益社団法人日本看護協会：認定看護師教育基準カリキュラム　腎不全看護　https://nintei.nurse.or.jp/nursing/wp-content/uploads/2021/03/18_jinfuzenkango_B_20210315.pdf, 最終閲覧日2022/2/7

15．厚生労働省：新人看護職員研修ガイドライン【改訂版】（平成26年2月）　https://www.mhlw.go.jp/file/06-Seisakujouhou-10800000-Iseikyoku/0000049466_1.pdf, 最終閲覧日2022/2/7

第4章 末梢静脈カテーテル留置技術（従来法）

① 穿刺成功率の実態

　末梢静脈穿刺の難易度には、血管の深度、太さ、目視の可否などが関係している。Wittingら[1]は、太さ4mm以上、深さ3〜15mmの静脈において穿刺成功率が高かったことを示している。木森ら[2]は、目視困難な静脈の特徴として深さ3mm以上、原ら[3]は、穿刺成功率の低下に影響する要因として、深さ2.1mm以上、血管断面積が10.2mm²未満であることを示唆している。

　手技者の技術について、手袋装着群の穿刺成功率は88.4%、非装着群の成功率は62.5%で有意差はなく、手袋装着は穿刺成功率に影響を及ぼさないとされている[4]。また、炭谷ら[5]の報告では、留置針を用いた静脈確保技術を新人（看護師経験1年未満）、中堅（看護師経験1年以上〜4年未満）、ベテラン（看護師経験4年以上）看護師で比較した結果、新人はベテランより「留置針刺入部位の選定」および「留置針刺入」の手技時間が長く、1回の穿刺による成功率は、新人35.0%、中堅44.0%、ベテラン75.6%であった。このことから、新人は正しく留置針を血管内に刺入することが困難であり、中堅は外針を留置する巧緻性に習熟していないことが示されている。さらに、高橋ら[6]は、複数回穿刺の症例の穿刺部とその周囲を質的スケッチ技法に基づく質的記述法と超音波検査で分析し、カテーテル留置までに複数回穿刺した場合に点滴トラブルを起こしやすい理由として、留置時の肢位と固定方法により血管壁にカテーテルによる機械的刺激が加わり、血栓・浮腫が形成される可能性を示唆した。このことからも、静脈の選定やカテーテルの挿入、留置など穿刺技術を向上させるための、安全かつ適切な技術の習得が必要である。

② 従来のカテーテル留置技術

　末梢静脈カテーテル留置は、輸液を投与するために行う。そのため、実施前には与薬の6R（right patient；正しい患者、right drug；正しい薬剤、right purpose；正しい目的、right dose；正しい用量、right route；正しい用法（経路）、right time；正しい投与時間）を確認する必要がある。

1）患者への説明

　医療行為、看護技術を実施する際には、患者に必ず説明をする。特に、血管穿刺、カテーテル留置という、侵襲があり苦痛を伴う行為においてはなおさらである。患者自身の協力を得るためにも、今、何を観察しているのか、どのような状況なのか、次に何をするのかを十分に説明し、

理解と同意を得ながら行うことが重要である。

2）姿勢調整

　末梢静脈カテーテルの留置は、径が2〜3mmの静脈に、外径1mm程度（カテーテルサイズ24Gの場合、外径は0.7mm、22Gの場合0.9mm、20Gの場合は1.1mmである）のカテーテルを留置するために、金属製の針（内筒）を斜めに穿刺し、外筒であるカテーテルのみを挿入するという、非常に繊細な処置である。それを成功させるためには、留置をされる患者はもちろん、穿刺者自身も安定した姿勢で処置が行えるように、また、血管走行に対して正面に位置し、カテーテルをまっすぐに前に進められるよう、ベッドの高さや位置を変えるなど、環境を整えることが必要である（図1）。

3）血管の同定

①血管走行、穿刺部位の確認

　視診、触診で穿刺する血管の走行を確認し、注射針の穿刺部位を検討する[※]。血管の走行が確認できない場合は、蒸しタオルで温めるなどして、静脈径の拡張をはかる。駆血の前に40±2℃、15分間の温罨法を行うことによって静脈径が有意に拡張し、血管断面積が16.8％増加することが報告されている[7]。

※穿刺は、できるだけ末梢側の部位から行う。中枢側で穿刺に失敗してから末梢側の静脈を穿刺すると、薬液が中枢側の失敗した部位から皮下組織内に漏出する可能性があるため。

②駆血帯による静脈の怒張

　穿刺部位より5〜10cm中枢側を駆血する。心臓よりも低い位置に腕を下げた状態で駆血帯を装着すると、血管径が有意に怒張される[8]。

　駆血の強さは、駆血圧60mmHgが最も静脈拡張比が高く、100mmHgの高い駆血圧は効果的ではない[9]。駆血後に、母指を掌中に入れて握らせる。駆血によって十分な怒張が見られない場合には、駆血帯装着後に血管の上の皮膚を軽く叩くタッピング[10]や、末梢側から中枢側に向かってさするマッサージが、標準採血法ガイドライン（日本臨床検査標準協議会、2019）で推奨されている。また、クレンチング（駆血帯の装着後に、手を開いて再び強く握る動作を繰り返す）

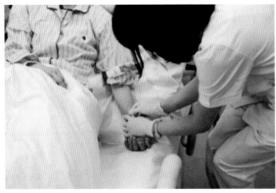

不安定な姿勢 ✕
穿刺者が**中腰**、**血管走行**に対して**正面**に位置していない

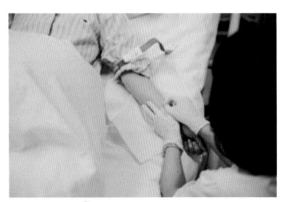

安定した姿勢 ◯
穿刺者が、穿刺対象に対して安定した姿勢、**血管走行**に対して**正面**に位置している。

図1 穿刺のときの穿刺者の姿勢

については、効果が明確ではなく[8,11]、さらに血清カリウム値の偽高値が発生することから、穿刺時に採血を兼ねる場合にはクレンチングは避けるべきである[12,13,14]。

4）穿刺

①穿刺部位の皮膚を中心から外に向かって消毒（消毒用エタノール、またはクロルヘキシジン添加アルコール）する。

②カテーテルを持たない手の母指で、皮膚を軽く末梢側に引き、針を10〜20度の角度で、血管を穿刺する部位より約１cm末梢から穿刺し、血液の逆流を確認する[※]。静脈の走行に沿うように留置針をすすめ、血管壁の貫通を防ぐために、針の角度を小さくし、カテーテル（外筒）が血管内に挿入されるまで針全体を数mm進める。

③留置針をもっているほうの母指と中指で針が動かないように固定し、示指で、カテーテル（外筒）だけをゆっくりと進める。

④カテーテルを皮下にすべて押し進めたら、静かに駆血帯を外す。

⑤逆流防止弁を備えたカテーテルであれば、次に内針を抜き、カテーテルハブと輸液チューブとを接続する。逆流防止弁を備えていない場合は、皮膚の上からカテーテルの先端と思われる部位の５mm程度中枢側を圧迫して血液の逆流を防ぎながら内針を抜き、輸液チューブと接続する。

※血液透析におけるバスキュラーアクセスの際などの穿刺痛低減にはリドカインテープ剤、リドカイン・プロピトカイン配合剤クリームが用いられる場合がある。37℃に温めた精製水を染み込ませた脱脂綿を５分間、患者皮膚に適用して角質水分量を増加させた上で、リドカインテープ剤を30分間貼付することで、リドカインの経皮吸収を高めることができる[15]。

5）固定

①合併症の予防

固定方法としてはフィルムドレッシング、ハブ部分（第２章、図１、p.９参照）を強力に固定するベースパット付き固定具、医療接着剤などさまざまな種類があるが、カテーテル刺入部の感染予防の目的もあるドレッシング材と、カテーテルの動きを抑制するための固定材とは別のものとして、双方使用することが推奨される。カテーテル刺入部位が観察できるように、フィルムは透明であることが望ましい。さらに、輸液チューブが動くということは、血管内のカテーテルも動くということであり、血管内のカテーテルが血管壁に機械的刺激をあたえることにもなる。血管壁への刺激は、炎症を引き起こし、血管透過性を高め、薬液の浸潤[16]、疼痛につながる。そのため、固定する際は、延長チューブが関節運動の影響を受けにくいように固定することが必要である（図２）。したがって、合併症を予防するためには、固定のことまで考えて穿刺部位を選択することが重要である。

②医療関連機器圧迫創傷（MDRPI）の予防

近年、医療機器による損傷である医療関連機器圧迫創傷（medical device related pressure injury：MDRPI）の発生に注目が集まっている。末梢静脈カテーテルにおいて注意すべきは、カテーテルハブの部分と、輸液チューブ途中にあるコネクター（ロックナット）やクレンメの部分である。それらを強く圧迫固定すると、皮膚にMDRPIが発生する恐れがある。このため、ガ

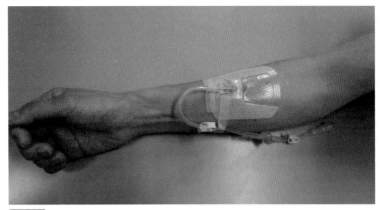

図2 関節運動の影響を受けにくい位置で固定された様子

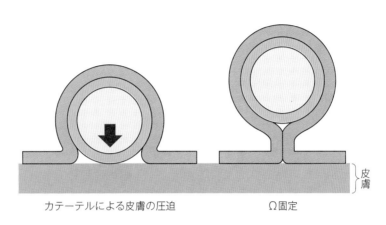

カテーテルによる皮膚の圧迫　　　Ω固定

皮膚

図3 テープのΩ（オメガ）固定

ーゼやハイドロコロイドドレッシングなどを間に挟み、動いて摩擦が生じないようにΩ（オメガ）貼りのテープで固定する（図3）。

　また、輸液チューブをループ状にして、テープで固定する。その際のテープもΩ貼りになるよう注意する。

③皮膚、カテーテルハブへの負荷の予防

　前腕の橈側皮静脈や正中皮静脈にカテーテル留置に適した穿刺部位がなく、尺側皮静脈に留置を行った場合は、固定の際に工夫が必要である。尺側皮静脈は、留置時に腕をひねったような状態で穿刺することが多い。そのままの肢位でフィルムドレッシングで固定すると、良肢位に腕を戻したとき、ドレッシングフィルムにはしわが寄り、皮膚にもテンションがかかる可能性がある（図4）。さらに、ハブが過度に圧迫されると、MDRPIを起こすだけではなく、血管内ではカテーテル先端が血管壁を刺激するような位置になってしまうこともある。留置後、カテーテルを固定する際は、注意深く良肢位に腕を戻した上で、固定する。

③ 留置後のカテーテル管理

　薬液の投与中は、腫脹、疼痛、違和感、灼熱感、滴下不良、血液の逆流の消失などの血管外漏出の症状、発赤などの静脈炎の症状、固定テープによる皮膚炎や、ライン固定などの圧迫部位の皮膚損傷の有無を観察する。静脈炎の判定には、米国のINS（Infusion Nurse Society）による

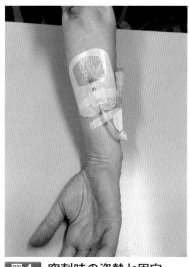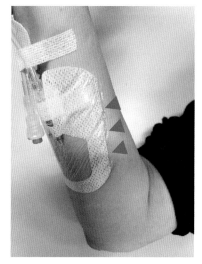

図4 穿刺時の姿勢と固定
左：前腕尺側皮静脈に穿刺する場合にとることの多い、上肢をねじった姿勢
右：固定後通常の肢位にもどした様子
矢頭：フィルムと皮膚にしわが寄っている部分

表2 静脈炎判定スケール

スコア	観察所見
0	刺入部位の異常なし
1	以下の症状・徴候のうちどれか1つがある： ・刺入部位周囲の軽度の疼痛　・刺入部位周囲の軽度の発赤
2	以下の症状・徴候のうちどれか2つがある： ・刺入部の疼痛　・発赤　・腫脹
3	以下の症状・徴候のすべてがある： ・カテーテルの経路に沿った疼痛　・硬結
4	以下の症状・徴候のすべてが広範囲にある： ・カテーテルの経路に沿った疼痛　・発赤　・硬結　・静脈が索状に触れる
5	以下の症状・徴候のすべてが広範囲にある： ・カテーテルの経路に沿った疼痛　・発赤　・硬結　・静脈が索状に触れる ・熱感

Gorski LA, Hadaway L, Hagle ME, et al：Infusion therapy standards of practice. 8th edition. J Infus Nurs, 44（1S Suppl 1）：S139より引用改変

静脈炎判定スケール（Visual Infusion Phlebitis Scale）[17]が有用である（表2）。

　壊死性の抗がん剤や、pH5未満または9以上の溶液投与、浸透圧比が生理食塩水を1とした場合に2.1以上の溶液などは、血管外漏出によって数日後に潰瘍、壊死などの皮膚損傷に至ることがあるため、漏出が疑われた場合は数日後まで観察を継続する。抗がん剤投与において1〜3週間後に発赤や硬結が発生した人のうち、投与中に疼痛や違和感を訴えた例は40%、看護師が腫脹を認識した例は62%であったと報告されている[18]。主観的症状、客観的症状、滴下状況などによる総合的な判断が必要である。

　留置針の刺し替え頻度について、アメリカ疾病予防管理センター（Centers for Disease Control and Prevention：CDC）は、2011年に末梢静脈カテーテルの標準的な留置期間を4日毎から7日毎に変更した。多胡ら[19]は、末梢静脈カテーテル989例の留置中に発生した血流感染2例は、どちらも3日目に発生しており、静脈炎の発生は留置期間3日以内と4日以上で有意差がなかったことから、ルーチンで3〜4日毎に刺し替える必要はないとしている。ただし、抗

がん剤の投与においては、日本がん看護学会による外来がん化学療法看護ガイドラインにおいて、血管外漏出の発生リスクが高まるため、挿入後24時間以上経過した末梢静脈ラインの使用は推奨できないとされている[20]。

　また、カテーテル留置実施内容（カテーテルサイズ、カテーテル留置部位、血管種類など）、観察した事実や症状および対応などは診療録へ記載することが重要である。医療判断としての適切性の査定、医療訴訟への対応にもつながる。

引用文献

1. Witting MD, Schenkel SM, Lawner BJ, et al：Effects of vein width and depth on ultrasound-guided peripheral Intravenous success rates. J Emerg Med, 39（1）：70 75, 2010
2. 木森佳子，須釜淳子，中谷壽男，他：末梢静脈カテーテル留置において目視困難な静脈を確実・安全に穿刺するための基礎研究－血管径・深さ・皮膚色の非侵襲的計測. 日本看護技術学会誌, 10（1）：103-110, 2011
3. 原明子，川北敬美，四谷淳子，他：女子大学生における被採血時の失敗経験の有無と血管の深さおよび血管断面積との関係. 日本看護技術学会誌, 18：133-138, 2019
4. 青木謙典，小久保荘太郎：末梢静脈確保の成功率に及ぼす手袋装着の影響, 聖隷浜松病院医学雑誌, 2（1）（2）：18-21, 2002
5. 炭谷正太郎，渡邉順子：点滴静脈内注射における留置針を用いた血管確保技術の実態調査　新人・中堅・ベテラン看護師の実践の比較, 日本看護科学会誌, 30（3）：61-69, 2010
6. 高橋聡明，村山陵子，田邊秀憲，他：超音波検査とスケッチ技法を用いた末梢静脈カテーテル留置時の観察研究. 看護理工学会誌, 5（1）：2-11, 2018
7. 佐々木新介，市村美香，村上尚己，他：末梢静脈穿刺に効果的な上肢温罨法の検証. 日本看護技術学会誌, 12（3）：14-23, 2014
8. 松原進，升屋亮三，杉山悟，他：静脈穿刺時に血管を拡張させる最も効果のある方法は？　超音波検査による客観的評価. 逓信医学, 64（4）：259-265, 2012
9. 松村裕子，市村美香，佐々木新介，他：静脈穿刺に有効な静脈怒張を得るための適切な駆血圧と静脈怒張に関与する客観的指標について. 岡山県立大学保健福祉学部紀要, 19（1）：31-38, 2013
10. Ichimura M, Sasaki S, Mori M, et al：Tapping but not massage enhances vasodilation and improves venous palpation of cutaneous veins. Acta Med Okayama, 69（2）：79-85, 2015
11. 加藤真知子，佐藤美奈子，荘司みどり，他：末梢静脈穿刺における効果的な静脈怒張. 北海道看護研究学会集録, 137-139, 2015
12. 浅井のどか，島田祐二，倉島祥子，他：採血手技が生化学データに及ぼす影響について. 日赤検査, 42（1）：50-56, 2009
13. 畠中渚，宮澤孝仁，横溝協子，他：採血時における生化学検査の影響について－カリウム濃度の偽高値. 神奈川県臨床衛生検査技師会雑誌, 44（1）：9-12, 2009
14. 坂巻佳織，中里恵梨香，横山貴子，他：静脈採血困難者の採血手技について　血管を怒張させる方法と対策についての検討. 自治医科大学臨床検査技師年報, 35：16-19, 2013
15. 大井一弥：透析患者におけるリドカインテープの適正な貼付方法の探索に関する研究. YAKUGAKU ZASSHI, 127（11）：1797-1799, 2007
16. Doellman D, Hadaway L, Bowe-Geddes LA, et al：Infiltration and extravasation：update on prevention and management. J Infus Nurs, 32（4）：203-211, 2009
17. Gorski LA, Hadaway L, Hagle ME, et al：Infusion therapy standards of practice. 8th edition. Infusion nursing society. J Infus Nurs, 44（1S Suppl 1）：S1-S224, 2021
18. Matsui Y, Murayama R, Tanabe H, et al：Factors associated with severe skin disorder after extravasation of intravenously infused antineoplastic agents. 看護理工学会誌, 5（1）：31-40, 2018
19. 多湖ゆかり，谷久弥，森兼啓太：末梢静脈カテーテル留置期間と血流感染および静脈炎発生の関連性に関する検討. 日本環境感染学会誌, 29（2）：122-127, 2014
20. 日本がん看護学会編：外来がん化学療法看護ガイドライン第2版. 金原出版, 東京, 2014

第5章 点滴トラブルの概要

1 点滴トラブルの実態

　本書で述べている「点滴トラブル」とは、VADを静脈に留置し、点滴を開始したにもかかわらず、留置した部位が腫脹する、周囲皮膚、もしくは血管走行に沿って発赤が観察される、疼痛がある、点滴の薬液が血管内に入っていかない（閉塞）などの症状や徴候によって、治療が続行できず、留置したVADを抜去することである。海外では"catheter failure"と称する現象と同義と考えられている。実態調査は各国で行われている。スペインの7つの公立病院で行われたクラスター無作為化対照試験では、12か月で発生率46.5%[1]、オーストラリアの3次病院での調査では1578カテーテルのうち32%などと報告している[2]。イギリスにおける大学病院1施設における1000カテーテルの観察研究では69.2%にも及んだことが報告された[3]。我が国の大学病院1施設内の、成人一般病棟における2か月の調査では、5316カテーテルのうち18.8%であったことが報告されている[4]。その報告における、抜去時の症状、徴候としては腫脹が最も多く、次いで疼痛、閉塞であった。

　国内外の各調査で、起こる現象の分類、評価方法が統一されていないため、単純に発生率の多少を比較することはできないが、けっして少ない発生数ではない。点滴トラブルは、カテーテル由来血流感染症や静脈炎の症状・徴候の場合があり、悪化して敗血症や菌血症になり死につながることもある。また、点滴トラブルが発生した場合は治療続行のために、新たなカテーテル留置が行われることは共通している。患者は、症状による苦痛のみならず、再留置による疼痛、感染や誤穿刺の機会の増加、心理的苦痛を被る。また、医療職者は、カテーテル留置のワークロード、穿刺に伴う危険（血液曝露、針刺し事故など）にさらされる機会が増加する。さらに、医療費増加の問題もある。点滴トラブルを予防することは喫緊の課題である。

2 点滴トラブルの発生要因と予防するための要件

　点滴トラブル発生の要因には、患者要因（患者背景：年齢、性別、既往歴、肥満など）、機械的要因（留置カテーテルによる刺激：ゲージの大きなカテーテル、下肢への留置、カテーテル素材、複数回穿刺、固定方法など）、化学的要因（投与薬剤：高浸透圧、低pH、細胞毒性のある薬剤など）、生物学的要因（易感染要因：不十分な消毒、不適切なドレッシングなど）が挙げられる。これまで本プロジェクトの一環として、点滴トラブルを低減するための研究を行ってきたところ、機械的要因、具体的には留置カテーテルによる刺激が、点滴トラブルに強く関連している

ことが明らかにされており、カテーテル留置に伴う看護技術に介入することで、点滴トラブル予防につながる可能性を見出した[5-8]。具体的には、以下の要件を満たすことが望まれた。

　①カテーテル径の3.3倍以上の血管径をもつ血管を選択すること

　②選択した、PIVC留置に最適な血管に、1回の穿刺で留置を成功させること

　③血管内の適切な（機械的刺激を避ける）位置に固定すること

　④テフロンではなくポリウレタン素材のカテーテルを使用すること（柔らかい素材によりカテーテルが低角度で血管壁に接するようになる）

　これら（①～③）の要件を満たすためには、超音波検査装置（エコー）を利用することが最も効果的だと考え、エコーを用い、かつポリウレタン素材のカテーテル（④）を使用する介入研究を実施したところ、点滴トラブルの発生率をコントロール群29.2％に対して介入群11.1％にすることに成功した[9]。つまり、「機械的要因」を低減することのできるカテーテル留置技術の開発が重要であると確信したため、それを「ベストプラクティス」として作成することとした。

引用文献

1．Blanco-Mavillard I, Pedro-Gómez JE, Rodríguez-Calero MÁ, et al：Multimodal intervention for preventing peripheral intravenous catheter failure in adults (PREBACP)：a multicentre, cluster-randomised, controlled trial. Lancet Haematol, 8（9）：e637-e647, 2021

2．Marsh N, Webster J, Larsen E, et al：Observational study of peripheral intravenous catheter outcomes in adult hospitalized patients：A multivariable analysis of peripheral intravenous catheter failure. J Hosp Med, 13（2）：83-89, 2018

3．Bolton D：Improving peripheral cannulation practice at an NHS Trust. Br J Nurs, 19（21）：1346-1350, 2010

4．Murayama R, Uchida M, Oe M, et al：Removal of peripheral intravenous catheters due to catheter failures among adult patients. J Infus Nurs, 40（4）：224-231, 2017

5．Tanabe H, Takahashi T, Murayama R, et al：Using ultrasonography for vessel diameter assessment to prevent infiltration. J Infus Nurs, 39（2）：105-111, 2016

6．Takahashi T, Murayama R, Oe M, et al：Is thrombus with subcutaneous edema detected by ultrasonography related to short peripheral catheter failure? A prospective observational study. J Infus Nurs, 40（5）：313-322, 2017

7．Murayama R, Takahashi T, Tanabe H, et al：The relationship between the tip position of an indwelling venous catheter and the subcutaneous edema. Biosci Trends, 9（6）：414-419, 2015

8．Tanabe H, Murayama R, Yabunaka K, et al：Low-angled peripheral intravenous catheter tip placement decreases phlebitis. J Vasc Access, 17（6）：542-547, 2016

9．Takahashi T, Murayama R, Abe-Doi M, et al：Preventing peripheral intravenous catheter failure by reducing mechanical irritation. Scientific Reports, 10（1）：1550, 2020

第6章 点滴トラブル予防の要件を満たすためのエコー技術

① エコーを用いる意義・利点

　　エコーを末梢静脈カテーテル留置の際に用いる意義としては、主としてカテーテル穿刺成功率向上への有用性が報告されてきており、5章で述べた留置後の点滴トラブルの低減効果ではなかった。カテーテル穿刺成功率向上のためにエコーを用いた研究報告は多く、中でも血管確保困難症例（difficult intravenous vascular access：DIVA）においては、エコーを用いて末梢静脈カテーテル留置をした場合は、従来法（視診・触診技術を用いて血管をアセスメントしてカテーテル留置を行う）と比較して、穿刺成功率が高いことが報告されている[1-4]。DIVAだけではなく、視診・触診可能な静脈に対してもエコーを用いた場合の穿刺成功率が高いことも報告されている[5]。海外では、穿刺成功率向上のために、エコーを用いて末梢静脈カテーテル留置を行うマニュアルや、教育方法の報告も多い[6,7]。

　　エコーを用いた末梢静脈カテーテル留置は、穿刺成功率を向上させるのみではなく、第5章で述べたように点滴トラブルの低減にも効果がある。それを視野に入れたエコーの用い方が提唱されてこなかった。本プロジェクトでは、点滴トラブル予防にも活かせるエコーの用い方を含めたケア技術を体系化し、提唱する[8]。

② エコーの種類・選択

　　ここでは、末梢静脈カテーテル留置の際に用いるエコーについて概説する。

　　体表面から使用するエコープローブは、大きく分けて次のように3種類ある。体表面の浅い皮下を可視化するリニアプローブ、腹部など体の深部を可視化するコンベックスプローブ、肋間の狭い間から心臓を主に観察するセクターと呼ばれるプローブである。末梢静脈カテーテル留置の対象となる上肢の血管は浅く（表面から5mm程度まで）、血管径も非常に小さい（直径2〜4mm程度）ため、体表面に近い皮膚をクリアに描出可能な高周波（5-15MHz）のリニアプローブを用いる。

　　エコーは、用途・性能によりサイズもさまざまではあるが、末梢静脈カテーテル留置のように頻繁にベッドサイドで行う処置に用いる場合、携行性、操作性に優れたエコーが望ましい。近年、プローブとモニターをつなぐ有線不要のワイヤレス接続が可能なものや、スマートフォンをモニターに用いるエコーもあり、より臨床で使用しやすい機器が市販されている（図1）。

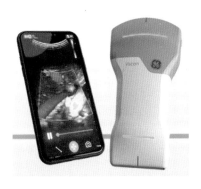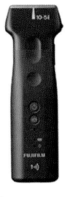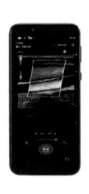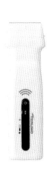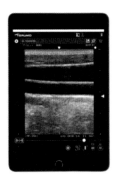

図1 さまざまな携帯型のエコー

左から、Vscan Air（GEヘルスケア・ジャパン株式会社）、iViz air（富士フイルムメディカル株式会社）、ポータサウンド（テルモ株式会社）

・https://gecommunity.on.arena.ne.jp/Vscan/air.html?utm_source=yahoo&utm_medium=cpc&utm_campaign=general&utm_content=general3&yclid=YSS.1001213524.EAIaIQobChMI1lnEiaPt9QIVRZ_CCh2O5gAGEAAYASAAEgL-JPD_BwE, 最終閲覧日2022/2/7
・https://www.fujifilm.com/jp/ja/healthcare/ultrasound/wireless-ultrasonography, 最終閲覧日2022/2/7
・https://nobel.terumo.co.jp/pressrelease/detail/20201207/1144/index.html, 最終閲覧日2022/2/7

③ エコーを用いた留置技術の体系（推奨技術）（図2）

　末梢静脈カテーテル留置は、医師の指示に基づき行われる。医師は輸液投与が必要な患者に対し、投与経路を決定する。その際、投与薬剤の侵襲性の評価をし、輸液療法期間を考慮した上で、末梢静脈からの投与が可能な場合、末梢静脈カテーテル留置の指示を出す。投与する製剤の特徴（例：血液製剤に含まれる血球の破損を防ぐために、径の大きいカテーテルを選択する必要がある）や用途（例：周手術期の出血リスクに備えての、静脈路確保のためのカテーテル留置など）により、医師からカテーテルサイズの指示があるため、末梢静脈カテーテル留置を行う者は、目的・用途などをよく把握しておく必要がある（第4章2、予薬の6R、p.14参照）。

　医師の指示を確認後、対象患者の情報を収集する。病歴から末梢神経障害やリンパ節郭清の有無、シャントの有無など、穿刺の禁忌はないかを確認する。

　次にベッドサイドで穿刺部位のアセスメントを行う。ここからエコーを用いることが有用である。視診・触診で穿刺部位をアセスメントするのに加え、エコーを用いて、血管径や深さ、血管の走行、静脈弁の位置、浮腫や血栓がないかを確認する。

　穿刺時には、針先が皮下のどこにあるかを確認し、必要があれば穿刺方向の調整を行う。また、カテーテル（外筒）挿入後には、カテーテル先端位置を確認し、必要があればエコーで観察しながら位置を調整した後に固定する。

　その後、輸液療法が開始され、点滴トラブルなく輸液療法が完遂することにより、エコーを用いた末梢静脈カテーテル留置の目標達成となる。

　なお、血管を選定する際の観察ツールとしてのみにエコーを用いることについて、医師の指示を確認する必要はないが、穿刺の際にも用いる場合は、医師および患者の同意を得ておく必要がある。

　エコーを用いた末梢静脈カテーテル留置技術の体系（図2）の「エコーで観察」する方法につき、具体的に説明していく。

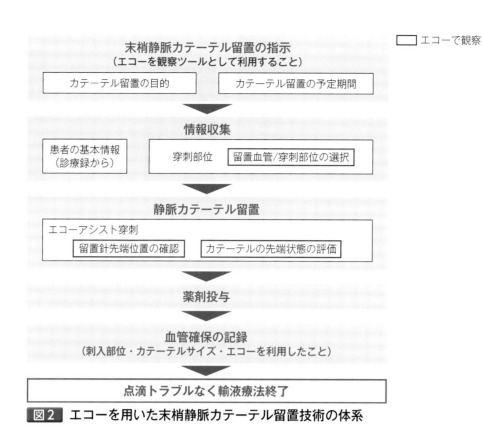

末梢静脈カテーテル留置の指示
（エコーを観察ツールとして利用すること）

カテーテル留置の目的　　　　カテーテル留置の予定期間

情報収集

患者の基本情報
（診療録から）　　穿刺部位　　留置血管/穿刺部位の選択

静脈カテーテル留置

エコーアシスト穿刺
留置針先端位置の確認　　カテーテルの先端状態の評価

薬剤投与

血管確保の記録
（刺入部位・カテーテルサイズ・エコーを利用したこと）

点滴トラブルなく輸液療法終了

図2 エコーを用いた末梢静脈カテーテル留置技術の体系

4 エコーによる観察技術

　エコーを用いた末梢静脈カテーテル留置のために、大きく分けて、①穿刺する血管選択時、②穿刺時、③留置後の血管内にあるカテーテル観察時、という3つのタイミングでエコーを用いて観察することを推奨する。いずれのタイミングにおいても、エコープローブの操作技術と、描出されたエコー画像を読影する2つの技術習得が必要である。

1）操作技術

　末梢静脈カテーテル留置の対象となる血管は表層の静脈であり、わずかな外圧が加わっただけでも変形してしまう。そのため、血管の径や深さを正確に知りたい場合は、皮膚表面にプローブで圧をかけないよう意識して用いる必要がある。末梢静脈カテーテル留置の対象となる前腕の血管に対しプローブを当てた場合、プローブの当て方が適切なときは、腕の皮膚表面の湾曲している部分がエコー画像上では曲線に確認できるが、少しでも圧がかかっている場合は、その部分が直線になっている（図3）。皮膚表面から圧力がかかると、その下の皮下組織、血管も変形してしまうため、正確な血管の径や位置（深さ）などがわからなくなってしまう。ゼリーを多めに使用する、プローブは皮膚に接触する部分に近いところを把持する、プローブを皮膚に垂直に当てる、などの工夫が必要である。

　以下に、エコー使用のタイミング別に必要なプローブの操作技術を述べる。

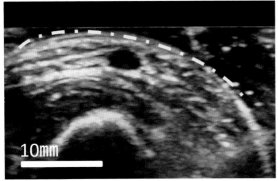

プローブの当て方が適切な場合	プローブの当て方が適切でない場合
10mm	10mm
横断像	横断像

○プローブが皮膚に圧を加えていないため、皮膚表面が曲線を描いている
➡血管と皮下組織がつぶされていない

✕プローブが皮膚に圧を加えているため、皮膚表面が平らになっている部分がある
➡血管と皮下組織がつぶされている

図3 プローブの当て方による画像の違い

プローブの当て方が適切でない場合は、得たい情報が得られないことがある。右の画像では、血管と皮下組織がプローブの圧で変形しており正確な血管径がわからない。また皮膚表面から血管までの深さも不明である

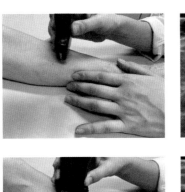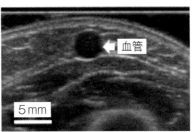

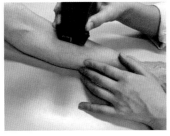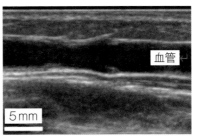

図4 プローブの当て方とエコー画像
上段：短軸像（横断像）
下段：長軸像（縦断像）

①穿刺する血管を選定するときに必要なエコープローブの操作技術

血管の径や深さを正確に知る必要があるため、皮膚表面に圧がかからないようにプローブを当てて、短軸（横断面）で観察する技術と、長軸（縦断面）で血管を映し出す技術が操作の基本である（図4）。

血管に対し、垂直方向にプローブを当て、断面図を観察した像を短軸像（横断像）という。長軸像（縦断像）とは、血管走行に対し平行にプローブを当てた際に得られる画像のことである。

容易にターゲットとなるような血管が見つからない場合は、スウィープ操作といいエコープローブを皮膚表面上で滑らせるように扱う操作が役立つ。肘正中皮静脈は比較的浅く太いため、容易に描出可能である。そこでまず、肘窩に短軸方向にプローブを当てる。そして、肘正中皮静脈を描出し、スウィープ操作で橈側末梢側へプローブをずらしていくと、関節から離れた部位の橈

側皮静脈が描出可能となることが多い。

②穿刺時に必要なエコープローブの操作技術

　駆血をした状態で穿刺直前（または、穿刺中）に皮下を観察するために、プローブを皮膚に当てる。すでに穿刺する血管は決まっていることから、この操作では駆血帯を締めることにより、ターゲットとした血管の位置が変わっていないかを確認するだけである（時間としては数秒程度）。その際に注意すべきことは、エコーゼリーやプローブが穿刺針に直接接触しないようにする必要がある、ということである。滅菌されたゼリーを使用したとしても、そこに滅菌されていないプローブを接触させれば清潔野としては保てない。またゼリーを塗布した部位に穿刺すると、穿刺針にゼリーが入り、閉塞させる可能性や、穿刺部から体内にゼリーが入ってしまう可能性がある。したがって、清潔野を保持しながらエコーで皮下を観察する方法は、次の2つであると考えられる。

ⅰ）エコーゼリーを用いない

　代用として消毒液を用いる。消毒液としては、プローブの素子部分を傷めない消毒液を選択する必要があるため、各エコー機器メーカーの取扱説明書で確認する。また、この方法は消毒液の液体を利用して、エコーを透過させて血管を描出できることを利用するものであるため、揮発性の高い消毒用エタノールより、クロルヘキシジン添加アルコールのほうが観察時間が確保できる。この方法を用いる際は、プローブと皮膚表面の間にエアが入らないよう、プローブを皮膚表面に密着させ、垂直に当てる必要がある。

ⅱ）エコーゼリーが清潔野に直接触れない

　滅菌されたプローブカバーを使用し、カバーの内側のプローブとの間にエコーゼリー置く。プローブカバーによって、消毒された穿刺部位にエコーゼリーやプローブが直接穿刺部に触れることはなく、清潔野が確保される。

　また、穿刺部に近接した部位にドレッシングフィルムを貼付し、その上にエコーゼリーやプローブを載せる方法もある。エコービームの透過性がよいドレッシングフィルムを利用する。穿刺後はそのまま固定用フィルムとして使用することができるものが開発されている。

　これらの方法を用いると、皮膚表面、つまり穿刺部に直接はゼリーを塗布しないため、清潔野が確保できる。

③留置後の血管内にあるカテーテル観察時に必要な技術

　短軸でスウィープし、カテーテル先端位置を映し出す技術と、長軸でカテーテルの先端と血管壁を同時に映し出す技術が必要である。

2）読影技術

　血管選択のために短軸、長軸で血管を描出し、その画像読影のためには、解剖学的知識が必須である。短軸像で血管を観察すると、皮下脂肪層の中に静脈が観察され、その下に筋層と骨が観察される。静脈は血管壁に囲まれており、内腔は液体（血液）で満たされているため、高輝度の（白い）円で囲まれた無エコー（黒い）像として描出される。末梢静脈カテーテル留置の対象となる血管は、浅い層、つまり皮下脂肪層の中にあり、皮下脂肪層はグレーに描出される。

　皮下脂肪層の中に見える高輝度の線状に見えるものは、浅筋膜である。皮下脂肪層と筋肉層の間にある高輝度の線状に見えるものは深筋膜である。

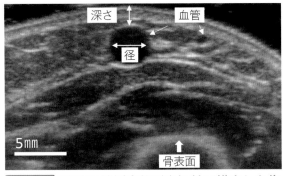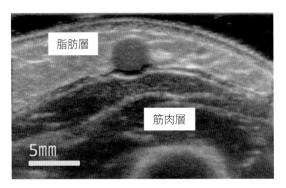

図5-1 前腕の橈側皮静脈を短軸で描出した像

黒い円に見える無エコー部分が血管である。骨表面が白く反射している。骨の上の組織が筋肉層（赤色網掛け）、その上が脂肪層（黄色網掛け）である

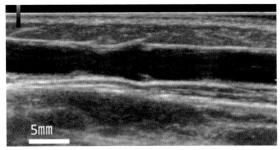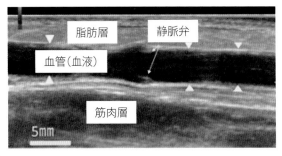

図5-2 前腕の橈側皮静脈を長軸で描出した像

黄色の矢頭で示される無エコー部分が血管である。血管の上下に脂肪層。脂肪層の下に筋肉層が確認できる。黄色の矢印で示されているのは静脈弁である。筋肉層（赤色網掛け）、脂肪層（黄色網掛け）

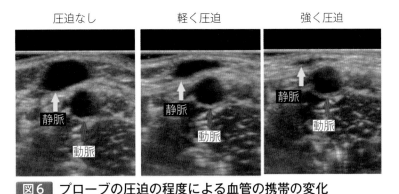

図6 プローブの圧迫の程度による血管の携帯の変化

圧をかけると静脈はつぶれて変形するが、動脈の形はほとんど変わらないことがわかる

　骨は、音響インピーダンスが高く、エコーのビームを強く反射するため、骨表面は高輝度に描出される。短軸画像で血管を描出した場合、血管は円形（または楕円形）に描出される（図5-1）。

　長軸像において、血管は高輝度の線（血管壁）で挟まれた黒い無エコーのライン状に見える（図5-2）。長軸像で観察することにより、血管走行の把握が可能である。つまり、浅い位置をまっすぐ走行しているのか、潜りこんでいるのかなど、穿刺手技に影響する情報を得ることが可能である。分解能の高いエコーを用いると、長軸像では静脈弁の位置も観察可能である。

　動脈も静脈も同様に円形に描出されるため、プローブを短軸で当てて軽く圧をかけ、静脈と動脈を鑑別する（図6）。プローブで軽く圧をかけた程度で変形するものが静脈である。これは、内腔を流れる血流の圧（体液量・血管内容量）に依存する。短軸像では、動静脈の鑑別と、表層

から血管上壁までの深さ、つまり穿刺する深さや、血管径の大きさを観察することが可能である。

末梢静脈カテーテル留置のための最も基本的なエコー読影技術は、血管径と位置（深さ）が理解できることであるが、それをサポートする機能が搭載されたエコーも市販されている。AI（人工知能：Artificial Intelligence）を用いた自動血管認識機能搭載のエコーである。エコー画像を描出する際に、サポートモードを使用すれば、皮膚表面から血管上壁までの深さと、血管径が自動で示されるものが開発されている。

次に、エコー使用のタイミング別に必要な読影技術を述べる。

①穿刺する血管を選定する時に必要なエコー画像読影技術

穿刺するのに適切な血管か否かを選定するには、血管径の大きさや深さをエコー画像から読み取る技術が必要である（図7）。さらに、周囲の皮下脂肪層に浮腫がないか、血管内腔に血栓がないか、などのアセスメントもできることが望ましい。

浮腫は、皮下脂肪層に液体が貯留しているため、エコー画像上は脂肪層の間に液体貯留を示す黒い無エコー像が見える。軽度の浮腫の場合は、健常であれば皮下脂肪層に確認できるはずの浅筋膜がぼやけて見えづらくなる（不明瞭な浅筋膜）。重度な浮腫では，脂肪組織が敷石状に無エコー像の中に見える。血栓は血管内腔に見える不均一な高輝度の塊である。血栓は、無エコーとして黒く描出される血管内に、不均一な輝度の塊として描出されることが多い（図8）。ただし、急性期の血栓は輝度が低いため認識しづらい場合がある。

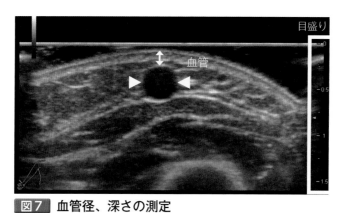

図7 血管径、深さの測定
エコーの画像を表示する画面には、長さの目安となる目盛りが付いている場合が多い

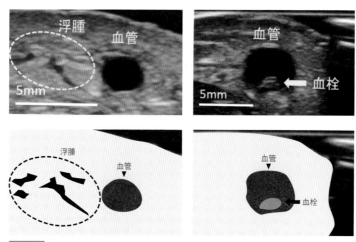

図8 血栓と浮腫のエコー画像と模式図

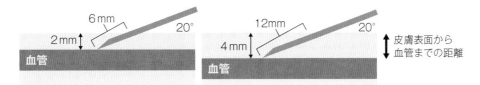

図9 針先が血管に到達するまでの距離
血管の深さや穿刺の角度によって、皮膚表面から血管上壁まで到達する距離が異なる

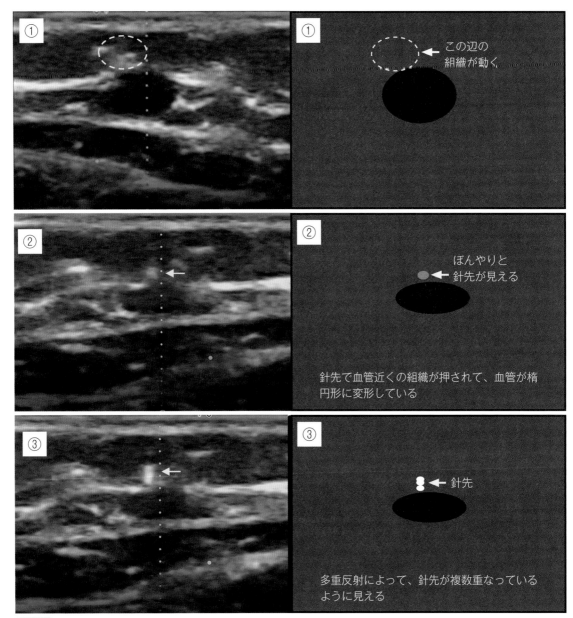

図10 皮下脂肪層を針が進んで血管の中に入る直前までのエコー画像

②穿刺時に必要なエコー画像読影技術

　穿刺時に必要な読影技術で重要なのは、短軸画像における正確な血管の深さの読影である（図7）。なぜなら血管の深さは、穿刺の角度に影響するからである（図9）。ここでいう深さとは、皮膚表面から血管上壁までの距離のことである。血管までの深さが2倍になると、同じ20度程度の角度で穿刺した場合、血管壁に針先が到達するまでの距離も2倍になる。

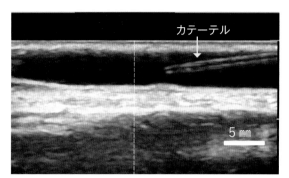
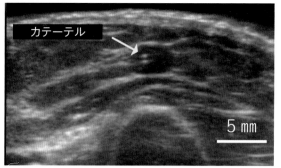

図11 血管内に留置されたカテーテル像（内針は抜去されている）

　次に穿刺した針先の位置を把握する読影技術が必要である。血管の中心を狙った場合でも、患者の血管特性や術者の穿刺技術によって、スムーズに血管の中に針先が入らないことがある。その場合でも針先が血管壁に対して、どこにあるのかを把握することができれば、穿刺の成功率は向上する。皮下脂肪層にある針先は、高輝度の点として観察されるが、皮下脂肪層の中の浅筋膜などに紛れて見つけるのが難しいこともある。その場合は、針を動かしたときに皮下脂肪が動くあたりに注目することで見つけやすくなる（図10）。

③留置後の血管内にあるカテーテル観察時に必要な読影技術

　カテーテルの先端が血管壁に対してどのような位置であるかを長軸像、短軸像で読影する。カテーテルは、長軸像では、2本の高輝度のライン状に確認できる。これは、エコーのビームをカテーテル上壁と下壁が反射するためである。短軸像では、2つの点に見える。これも上壁と下壁が反射するためである（図11）。

引用文献

1. Keyes LE, Frazee BW, Snoey ER, et al : Ultrasound-guided brachial and basilic vein cannulation in emergency department patients with difficult intravenous access. Ann Emerg Med, 34（6）: 711-714, 1999
2. Doniger SJ, Ishimine P, Fox JC, et al : Randomized controlled trial of ultrasound-guided peripheral intravenous catheter placement versus traditional techniques in difficult-access pediatric patients. Pediat Emerg Care, 25（3）: 154-159, 2009
3. Egan G, Healy D, O'Neill H, et al : Ultrasound guidance for difficult peripheral venous access : systematic review and meta-analysis. Emerg Med J, 30（7）: 521-526, 2013
4. Van Loon F, Buise MP, Claassen J, et al : Comparison of ultrasound guidance with palpation and direct visualisation for peripheral vein cannulation in adult patients : a systematic review and meta-analysis. Br J Anaesth, 121（2）: 358-366, 2018
5. Abe-Doi M, Murayama R, Komiyama C, et al : Effectiveness of ultrasonography for peripheral catheter insertion and catheter failure prevention in visible and palpable veins. J Vasc Access, 2021, doi : 10.1177/11297298211022078. Epub ahead of print
6. Ultrasound Guided Peripheral Intravenous Catheter Placement Learning Module, 2019　https://ecme.ucalgary.ca/wp-content/uploads/2020/01/Ultrasound-Guided-IV-learning-package.pdf, 最終閲覧日 2022/2/7
7. Morata L, Bowers M : Ultrasound-guided peripheral intravenous catheter insertion : the nurse's manual. Crit Care Nurse, 40（5）: 38-46, 2020
8. Kanno C, Murayama R, Abe-Doi M, et al : Development of an algorithm using ultrasonography-assisted peripheral intravenous catheter placement for reducing catheter failure. Drug Discov Ther, 14（1）: 27-34, 2020

第7章 エコーを用いた末梢静脈カテーテル留置技術の実際

① アルゴリズム概要

　ケアのアルゴリズムとは、エビデンスに基づく効率的なケアを促進するために、手順や行動を具体的に示したもの[1]である。つまり、エビデンスに基づいたケアを提供するため、一つ一つの行動や手順を言語化したものといえる。従来の末梢静脈カテーテル留置アルゴリズムと、エコーを用いた末梢静脈カテーテル留置アルゴリズムを図1に示す。エコーを用いたアルゴリズムの中の紺色の部分では、エコーを使うことが推奨される。

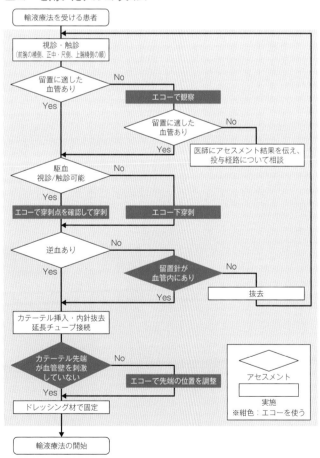

図1 末梢静脈カテーテル留置の手順
左が従来法、右がエコーを用いた末梢静脈カテーテル留置技術のアルゴリズム

② 末梢静脈カテーテル留置に適切な血管・部位の選択

1）血管の選定方法

　先述したように、末梢静脈カテーテル留置は神経損傷・動脈の誤穿刺のリスク、血管径、カテーテル留置後の関節運動の影響を考慮した場合、手関節から離れた前腕の橈側皮静脈を第一選択とすることが望ましい。しかし、上肢の皮静脈の走行や血管径は個人差も大きく[2]、視・触診のみでは、穿刺に適切な部位が見つからない場合がある。その場合、エコーを用いて肘正中皮静脈より、血管の短軸像を描出しながらプローブをスウィープさせ、橈側皮静脈を末梢側に向かって観察すると、肘関節からも手関節からも離れた位置に、穿刺可能な部位を選択できる可能性がある。

　エコーを用いても橈側皮静脈に穿刺に適した血管が見つからない場合は、第二候補として、前腕正中皮静脈を候補とする。それでも見つからない場合は、尺側皮静脈を候補とする。尺側皮静脈は橈側に比べて血管径が大きいこともあるが、外的な刺激が加わりやすい（良肢位で臥床した場合や、起坐位で作業を行う場合などに、留置したカテーテルにマットレスやテーブルなどが当たりやすい）（図2）ことや、血流量が前腕橈側に比べて少ないという報告[3]もあることから、長期間の留置の際は、合併症を起こす可能性が高いと考えられる。

2）適切な部位選択

　穿刺成功率の向上、点滴トラブルの低減が期待できる末梢静脈カテーテル留置に適切な部位の要件として、①神経損傷や動脈損傷のリスクが少ない部位、②血管径が大きい部位、③留置後、カテーテルが血管内で動かないように固定できる部位、という3つの要件が重要である。

①神経損傷や動脈損傷のリスクが少ない部位

　手関節に近い部位にある静脈は橈骨神経や橈骨動脈に近く損傷のリスクが高いため、その部位の穿刺は避けるべき、と推奨されている[4]（図3）。ただし、エコーを使用して皮下の観察を行うと、神経や動脈も観察することができるため、実際に穿刺しようと考える静脈周囲に神経や動脈が走行しているどうか判断できる可能性が高い（図4）。したがって、エコーを血管選定に用

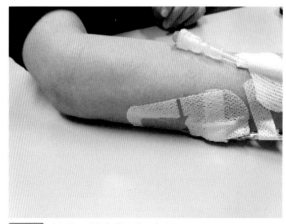

図2　前腕尺側皮静脈に留置
留置部位（↓）がテーブルに当たっている

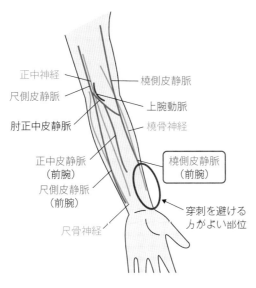

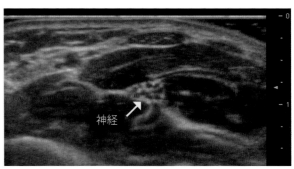

図3 末梢静脈カテーテル留置の対象と
なる血管と注意すべき神経、動脈

図4 神経：エコーで神経を観察するとこの画像
のように見えることが多い（短軸画像）

いた場合、「手関節に近い部位」を避けたい理由は、むしろ③の要件、つまり「関節の動きに伴ってカテーテルが動きやすいことで、刺入部から血管にかけて機械的な刺激を加え炎症を惹起させる可能性があるため」という要件のほうが重要と考えられる。

肘窩近傍も正中神経や橈骨動脈に静脈が近接しているため、注意が必要である。神経は、短軸で観察すると、図に示すように「蓮根」のような細い円形の構造物が集まったように確認されることが多い。神経損傷を避けるために，こうした神経の走行には留意する必要がある。動脈は静脈と同様に無エコーの円として描出されるが、静脈との血圧や血管の構造（膜の厚さが動脈のほうが厚い）の違いによりプローブで圧を加えた際の形の変化が異なる（第6章、図6、p.27参照）。

②血管径が大きい部位

血管径が大きいほうが、穿刺成功率が高いことは明らかである[5]。また前腕の血管の中では橈側皮静脈が尺側静脈より血流量が多いことが報告されている[3]。血流量が多い部位にカテーテルを留置することは、速やかな薬剤の希釈による、薬剤の化学的刺激低減につながると考えられる。以上のことから、橈側皮静脈の血管径が大きい部位を選択することを推奨する。

③留置後、カテーテルが血管内で動かないように固定できる部位

手背や、肘窩の静脈は視認性もよく、留置は比較的容易であるが、留置後は関節可動の影響が大きいため、長時間の留置には不向きである。また、前腕橈側皮静脈であっても手関節や肘関節に近い部位は、穿刺を避けるべきである。関節運動の影響によりカテーテルが血管の中で動き、血管壁に機械的刺激を与えるためである。カテーテルのみではなく延長チューブの固定や、ドレッシング材がかかる範囲までを考慮し、穿刺部位を決定することが望ましい。例えば、手関節近傍に留置した場合、カテーテルにテンションがかかることを防止する目的で延長チューブにループを作って固定する。また固定用ドレッシング材などが、手関節の可動の影響で動くことがある。すると、固定用ドレッシング材や延長チューブが動くことに伴い、皮下のカテーテルも血管の中で動く可能性が高い（図5）。関節運動の影響がカテーテルに及ばないように固定することが機

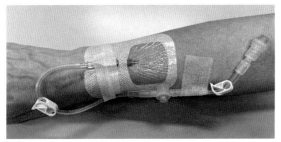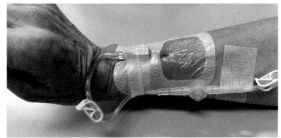

図5 延長チューブが関節部にかかっている状態で固定されている

左の写真では一見適切に固定されているように見えるが、右の写真のように手関節を動かすと、延長チューブに力が加わり、カテーテルへも刺激が加わる

械的刺激を低減することにつながる。

③ 静脈穿刺・カテーテル留置の方法

1）必要物品（図6）

エコー本体、プローブ（リニア）、エコーゼリー、ティッシュ、従来の末梢静脈カテーテル留置に必要な物品（防水シート、駆血帯、消毒綿、末梢静脈カテーテル、延長チューブ、固定に必要なドレッシングフィルム、MDRPI予防のための物品、針捨てボックス、ごみ袋など）。

2）患者への説明

ⅰ）まず、自分の名前を名乗り、エコーを用いた末梢静脈カテーテル留置の技術を身につけるための研修会などを受講しているため安全に行うことが可能な旨を伝える。

　例　「本日担当の○○です。担当の医師から説明を受けていると思いますが、○○のためにカテーテルを留置します。今日は、エコーを使って血管やカテーテルを見ながら行います。私はトレーニングを受けているので、エコーを安全に使うことができます。エコーを使うとより太い血管を選べるので成功率も上がるし、留置した後の合併症も減らせます。」

ⅱ）次に、アレルギー反応の確認を行う。

　例　「エコーゼリーを塗ったプローブを皮膚に当てますが、いままでエコーゼリーでアレルギー反応が出たことなどはありませんか。ほかには、消毒液でのアレルギー反応が出たことがあれば、教えてください。」

ⅲ）観察中に苦痛を感じたら伝えてほしいことを伝える。

　例　「エコーをしているときに、押されて痛いなど苦痛があったら教えてください。」

ⅳ）観察の途中でも中止できることを伝える。

　例　「エコーを使っている途中でもやめることはできます。」

3）姿勢調整

エコーを用いたカテーテル留置の際も、従来法と同様に留置を成功させるためには、安定した姿勢をとれるように環境を整備する。

エコーを用いた末梢静脈カテーテル留置の際に特に注意を払うべきなのは、モニターとプロー

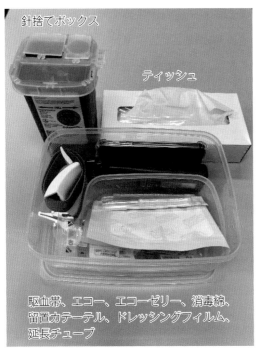

針捨てボックス

ティッシュ

駆血帯、エコー、エコーゼリー、消毒綿、
留置カテーテル、ドレッシングフィルム、
延長チューブ

図6 静脈穿刺・留置の際の必要物品

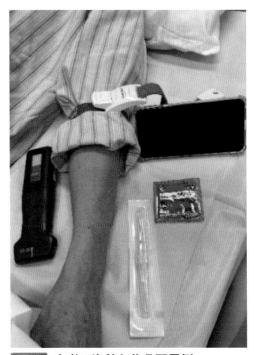

図7 患者の姿勢と物品配置例
プローブやモニターを置くスペースを考えて、
患者の体位を整える

ブを置く場所とスペースである。モニターは、穿刺時に術者が視線を大きくずらさなくてもよい位置が望ましい。つまり、穿刺部の腕に近い安定した場所に置くことができるように患者の姿勢を整える必要がある。モニターやプローブを置くスペースを考えて患者の体位を整える（図7）。

4）血管選択

先述した（第7章2、p.32）解剖学的知識をもとに、まず血管を視診・触診する。皮静脈の径や走行は個人差が大きく、また当日の血圧、体液量・血管内容量などにも影響を受けるが、皮静脈の血管特性は、大きくは①駆血する前から視診・触診が可能、②駆血しないと視診または触診が不可能、または駆血しても視診も触診も不可能、という2つに分類できる。下記に、①、②の血管特性に基づいた血管選定の方法を示す。

①の場合、つまり視診または触診が可能な血管は、血管径2.4～3.0mmと報告されている[6]ため、留置に適した血管と考える。

②のように、視診・触診では、留置に適した血管が見つからない場合は、エコーを用いて血管を探す。このときは、エコーゼリーを多めにつけ、スウィープしながら、カテーテル留置に適した部位を探す。その際、橈側皮静脈から探すことを勧める。橈側皮静脈にカテーテル留置に適した部位がないと判断した場合は、前腕正中皮静脈を探す。それでもない場合には尺側皮静脈を探す。血管選定が済んだら、ゼリーはティッシュできれいに拭き取り、穿刺へと進む。

■長期留置や刺激薬剤などの投与が予定されている場合

①のように容易に血管が見つかる場合でも、カテーテル留置の目的が刺激薬剤（例：高浸透圧剤、pHが正常、血清：7.35～7.45より解離している）、抗がん剤など血管外漏出した際

の侵襲が大きい薬剤や、留置期間が長いと予測される場合は、駆血前に広い範囲の血管をエコーで描出し、血管径が最も大きい部位を選択する。それにより、血管壁への刺激（カテーテル先端の機械的刺激や、薬剤自体の化学的刺激）を低減でき、疼痛や留置後の合併症予防につながる。

5）穿刺とカテーテル挿入

このアルゴリズムでは、血管特性に合わせて2通りの穿刺の方法を紹介する（図8）。

①駆血して、視診・触診の両方が可能な血管の場合

駆血した状態で、穿刺部位を消毒し、プローブを利き手ではない手で持ち、プローブも消毒する。利き手には、針を刺入できる状態（刃面が上になるように持つ）にして持ち、消毒液の水分をエコーゼリーの代わりにして、プローブで穿刺部位の血管の位置とその周囲組織の最終確認（穿刺点：針を刺入する点を確定する）を行う。穿刺点を確認できたら、プローブは脇に置き、利き手ではない手の指で、穿刺点の皮膚表面が軽く伸展するようにする。そして、利き手にて穿刺を行う。その際、皮膚の伸展が強すぎると、皮下の血管の位置も一緒にずれてしまうため、エコーを用いて決めた穿刺点が有効でなくなることに注意が必要である。ここでの穿刺とカテーテル留置手技自体は、これまで臨床で実施されてきた従来法と同様である。皮膚表面を貫き、逆血（カテーテルを通ってくる血液の逆流：フラッシュバック）を確認できたら、内筒（金属の針）は決して動かさないようにした上で、外筒（カテーテル）を滑らせるようにして、血管内に挿入する。カテーテル挿入（留置）ができたら、内筒（金属の針）を抜く。

穿刺をしたものの、逆血が見られない場合は、針先を動かさないように注意しながら、再度プローブを用いて、穿刺部をエコーで描出する。その際、針先とプローブが触れて針が不潔にならないように注意する。針先が血管に到達していない場合や、血管側方に観察された場合は、いず

駆血して
皮膚消毒後
プローブも消毒

駆血して血管が
視診・触診できる場合

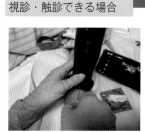
血管の位置、深さを考慮して穿刺点を決める

駆血して血管が
視診・触診できない場合

穿刺点を決めた針先位置が動かないようにエコープローブを置く

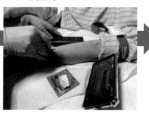

従来通り軽く皮膚を伸展させて決めた部位に穿刺し血管に沿って針を進める

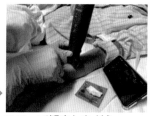
エコーで観察しながら
そのまま穿刺

図8 エコーを用いた穿刺方法

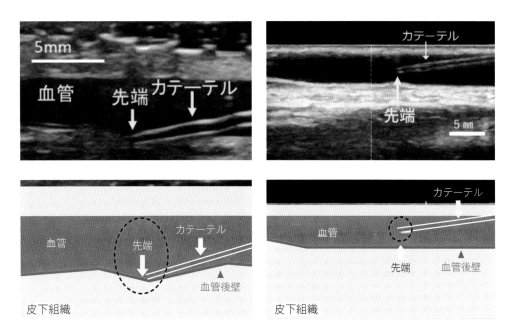

図9 血管の中のカテーテル先端位置のエコー画像と模式図（長軸画像）
左の図は血管壁にカテーテルが強く当たっている。右の図は血管壁に当たっていないように見え、血管壁を刺激していないことは明らかである

れも血管の中央に針先が向かうように針を進める。血管の中に針先が確認でき、逆血が確認された場合は、上記と同様の手順でカテーテル挿入を行う。このステップを箇条書きで示す。

① 駆血した状態で、穿刺部位を消毒する。

② 消毒液でプローブの表面も濡らし（消毒する）、血管に対して短軸方向に垂直に当てる。

③ プローブを調整し、センターラインを血管中央に合わせ、穿刺点を確定する。

④ プローブは脇に置き、利き手ではない手の指で穿刺点の皮膚表面を軽く伸展させる。

⑤ 利き手にて穿刺する。

⑥ もし逆血が見られない場合は、針先を動かさないように注意しながら、再度プローブを用いて穿刺部をエコーで描出し、針先の位置を調整する。

②駆血して、視診・触診のどちらかのみ可能、または両方困難な場合

駆血した状態で穿刺部位を消毒し、プローブを利き手ではない手で持ち、プローブも消毒する。利き手には、針を刺入できる状態（刃面が上になるように）にして持ち、プローブで穿刺部位の血管の位置とその周囲組織の最終確認（穿刺点：針を刺入する点を確定する）を行う。プローブを皮膚表面に対して短軸方向に垂直に当て、モニターのセンターラインが血管の中央を縦断するように合わせる。そして、穿刺する深さを考慮し、血管の中央を狙って利き手で穿刺を行う。このステップの詳細を示す。

① 駆血した状態で、穿刺部位を消毒する。

② 消毒液でプローブの表面も濡らし（消毒する）、血管に対して短軸方向に垂直に当てる。

③ プローブを調整し、センターラインを血管中央に合わせる。

④ エコー画像で血管の深さを確認し、皮膚表面から何mm下に向かって穿刺すればよいかをエコー画像で確認する。

⑤ プローブに付いている中央を示す目印の直下に向かって、利き手で穿刺する。

その際、まっすぐ刺すということに集中し、皮膚表面の刺入部（穿刺点）から目を離さない。

⑥皮膚表面を貫き、血管に届く程度に穿刺し、逆血が確認できたら、内筒（金属の針）はけっして動かさないようにした上で、外筒（カテーテル）を滑らせるようにして、血管内に挿入する。カテーテル挿入（留置）ができたら、プローブを脇に置き、駆血帯を解除し、内筒（金属の針）を抜く。

⑦もし、逆血が確認できなかった場合は、手元の針を動かさないように注意して、目線をモニターにうつす、そして針先の位置を確認し、血管断面図の中心点へ向かうように調整を行い、血管の中に針先を確認でき、逆血も確認できた場合、上記同様にカテーテル留置を行う。

6）カテーテル固定

カテーテルを留置でき、固定する際の留意点と方法については、第4章にある従来法と同様である。エコーを用いた「点滴トラブル予防」のための固定方法として追加できることとして、以下がある。

エコーを用いて観察をすれば、皮下にどのようにカテーテルが位置しているか、血管内のカテーテル先端の位置などが可視化でき一目瞭然である。より良い位置に固定することで、血管を機械的刺激から守り、ひいては局所の炎症を予防でき、患者の苦痛を未然に防ぐことのできるケアであるといえる。

具体的には図9の右の図ように、カテーテル先端が血管壁を刺激しないように固定できると、患者も苦痛なく、また血管壁への機械的刺激を低減でき、機械的刺激による炎症や血栓形成を抑えられる可能性がある。

引用文献・参考文献

1．Gaddis GM, Greenwald P, Huckson S：Toward improved implementation of evidence-based clinical algorithms：clinical practice guidelines, clinical decision rules, and clinical pathways. Acad Emerg Med, 14（11）：1015-1022, 2007

2．佐藤達夫：根拠がわかる注射のための解剖学. インターメディカ, 東京, 2021

3．Takahashi T, Shintani Y, Murayama R, et al：Ultrasonographic measurement of blood flow of peripheral vein in the upper limb of healthy participants：a pilot study. J Jpn WOCM, 25（3）：576-584, 2021

4．Mcgoldrick M：Infusion Nursing：An Evidence-based Approach 3rd ed.（Alexander M, Corrigan A, Gorski L, et al, eds）, St Louis, Sanders/Elsevier, 2010

5．工藤憧子, 巻野雄介：看護師が実施する末梢静脈カテーテル留置における静脈穿刺の不成功にかかわる要因. 看護理工学会誌, 4（2）：98-104, 2017

6．木森佳子, 須釜淳子, 中谷壽男, 他：末梢静脈カテーテル留置において目視困難な静脈を確実・安全に穿刺するための基礎研究－血管径・深さ・皮膚色の非侵襲的計測. 日本看護技術学会誌, 10（1）：103-110, 2011

おわりに

　本書は臨床で、十人十色の患者さんの静脈路確保に日々格闘している看護師やレジデントのみなさんが待ち望んでいたベストプラクティスである。これまで、駆血しても見えない血管に針を刺すというのは、経験という名の度胸頼みに等しい行為であった。また、運良くカテーテル留置が成功しても、何らかのトラブルによって途中で抜去せざるを得ない状況に追い込まれたときの患者さんへの申し訳なさや敗北感を経験した医療人も少なくないだろう。こうした人たちにとって本書の解説はまさに「もっと早く教えてほしかった技術」トップ３に入るに違いない。

　末梢静脈カテーテル留置技術に「エコー」を取り入れ、エビデンスに基づくアルゴリズムによって手順が明文化されている本書は初学者である学生にはもちろんのこと、技術を日々教えている教員にとっても「技術教育のあり方」に一石を投じるものである。ぜひ、看護学生のうちからエコーを使い慣れておけるよう、教材の１つとして整備し、先生方も身近な看護機器として取り扱ってほしい。そして、昨今、新型コロナウイルス感染症による医療逼迫（ワクチン接種も含めて）のために再就職した多くの潜在看護師にとっても、本書は臨床において実践することの多い末梢静脈の穿刺やカテーテル留置技術を学び直すときのテイストとして大いに役立てられることを期待してやまない。

●本書に掲載されている図・写真等は、一般社団法人次世代看護教育研究所で提供する「末梢静脈カテーテル留置コース」における資料転載の許諾を得ています。

エコーを用いる　点滴トラブル予防を目指した
末梢静脈カテーテル留置技術ベストプラクティス

2022年4月2日　第1版第1刷発行 　　編　集　看護理工学会

発行者　有賀　洋文

発行所　株式会社 照林社

〒112-0002

東京都文京区小石川2丁目3-23

電　話　03-3815-4921（編集）

　　　　03-5689-7377（営業）

http://www.shorinsha.co.jp/

印刷所　共同印刷株式会社